STATIONS CURES D'AIR DE FRANCE

PRIX : 25 CENTIMES

LA SANTÉ POUR TOUS

PAR L'AIR & PAR L'EAU PURS

SAINT-LEU -Taverny

ET SES ENVIRONS

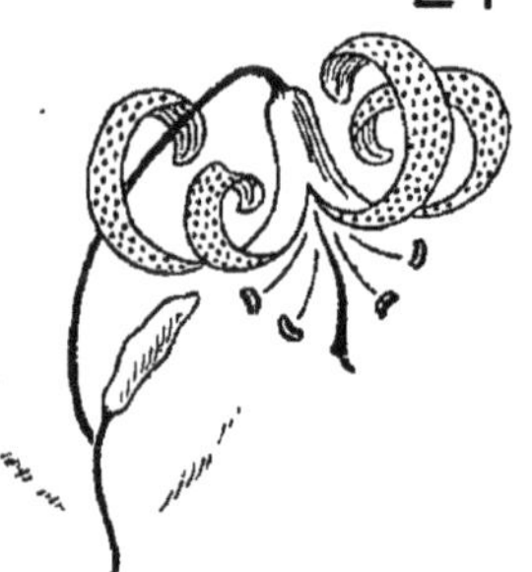

Connaissez-vous sur la Colline
Qui joint Montlignon à Saint-Leu
Une terrasse qui s'incline,
Entre un bois sombre et le ciel bleu
C'est là que nous vivions,

VICTOR HUGO

PAR AUG. MÉRY, ÉDITEUR A SAINT-LEU (S.-&-O.)

Les armes de Saint-Leu sont d'or à la croix de gueule cantonnée de seize alerions d'azur qui est de Montmorency, au franc quartier d'argent chargé de cinq mouchetures d'hermine, qui est de Saint-Leu.

ÉDITION MARS 1904

SAINT-LEU CURE D'AIR

PAR LA SPLENDEUR DE SON PAYSAGE, PAR LE CHARME DE SA FORÊT PROFONDE, SAINT-LEU N'EST PAS SEULEMENT UNE VILLÉGIATURE DE CHOIX, ELLE RÉALISE AUSSI, PAR SES ADMIRABLES CONDITIONS HYGIÉNIQUES, TOUTES LES QUALITÉS D'UNE VÉRITABLE STATION MÉDICALE.

Personne n'ignore l'importance que prend aujourd'hui ce qu'on appelle la cure d'air. Il n'est pas de Parisien qui, après plusieurs mois de temps passé dans cette atmosphère lourde, asphyxiante, anémiante des magasins, bureaux, appartements, n'aspire à revivre un peu au grand air et à rendre aux poumons cet oxygène indispensable dont la privation fait tant de mal.

Alors que les uns cherchent la distraction dans la fatigue des voyages, la plupart, et ce sont les plus sages, demandent au plein air de la mer et au calme de la campagne le repos réparateur de leur santé et le stimulant pour le développement de leurs enfants.

Pour différentes raisons, la mer ne saurait convenir à tout le monde.

Par contre, il n'est personne qui ne puisse bénéficier du séjour à la campagne. Mais encore faut-il qu'un choix judicieux sache déterminer les avantages comme les inconvénients de telle ou telle localité, car si l'air est utile, il n'est pas seul à intervenir dans les conditions hygiéniques de la vie. L'humidité, la sécheresse, les vents, le soleil sont autant de facteurs capitaux qui contribuent au déterminisme de cette question.

Et il serait imprudent de méconnaître les dangers d'un pays trop sec ou trop humide, d'une vallée étroite ou mal exposée aux vents dominants, ou mal orientée aux rayons du soleil.

C'est l'étude de ces différentes conditions qui donnent à la situation de Saint-Leu ses avantages exceptionnels au point de vue de l'hygiène.

SAINT-LEU étage ses maisons coquettes sur la pente douce de cette longue colline boisée qui, de l'est à l'ouest, s'étend de Montmorency à Bessancourt et qui, par son orientation en plein midi, bénéficie toute la journée des rayons vivifiants du soleil, ce grand régénérateur.

Ne croyez pas que cette exposition au soleil soit la source d'un excès de chaleur, car, et c'est là le plus précieux avantage de cette contrée, **l'air y est d'une pureté, d'une fraicheur et d'une légèreté incomparables.** Cela s'explique aisément.

Dans cette vallée limitée d'un côté par les collines de Sannois, de l'autre par la colline de Saint-Leu et orientée de l'est à l'ouest les vents dominants qui nous viennent d'ouest, trouvent facilement une voie large et facile où ils apportent un air sans cesse renouvelé.

Autant le vent qui nous vient de l'est est mauvais pour la santé par sa sécheresse et l'apport de gaz impurs dont il se charge en passant sur cet immense foyer pestilentiel qu'est Paris, autant sont favorables les vents d'ouest toujours frais, humides, et qui, nous venant de la mer sans rencontrer sur leur passage aucune agglomération d'usines, conservent une pureté parfaite.

ET non seulement la vallée est ainsi le siège d'une ventilation permanente qui assure sa fraîcheur, mais l'air trouve encore une source de purification exceptionnelle en se filtrant à travers cette belle et grande forêt, où, par surcroît, les pins ajoutent leurs saines émanations aux flots d'oxygène que déverse cette luxuriante végétation.

De plus, par son orientation, cette colline protège le pays contre les plus mauvais vents : ceux qui viennent du nord et du nord-est.

Tous ces avantages sont de premier ordre. Ils seraient insuffisants s'ils n'étaient pas complétés par **l'existence d'une EAU POTABLE PARFAITE, absolument pure, jaillissant des flancs de la colline en sources généreuses** qui alimentent tout le pays.

Dans de semblables conditions, il fallait s'y attendre, l'état sanitaire de la région est parfait, le fait est facile à vérifier. Et c'est la raison qui fait actuellement de Saint-Leu un centre d'attraction dont le rayonnement s'étend de plus en plus.

Aussi voyons-nous les villas nombreuses se multiplier sur ce côteau privilégié.

L'une des considérations qui expliquent cette progression est certainement la proximité de Paris. Car au lieu de limiter sa cure d'air aux modestes semaines de congé dont on dispose, il est facile de commencer sa villégiature au printemps et de la terminer en automne sans rien négliger de ses occupations. Comme la santé est le premier des biens, il est naturel que chacun veuille le plus longtemps possible profiter de ces conditions excellentes au maintien de l'énergie vitale.

MAIS ce pays pur et calme, éloigné des bruits et de l'agitation de la grande ville ne convient pas seulement à ceux qui veulent trouver le repos dans le silence et le charme de la forêt en même temps que la vie saine et réparatrice, **IL EST SURTOUT AVANTAGEUX AUX ENFANTS.**

Tout le monde le sait et le répète : rien n'est funeste comme le séjour à Paris pour les enfants.

A cet âge, l'organisme en formation exige pour son bon développement la vie au grand air, le soleil, l'exercice. Au lieu de cela on les enferme du matin au soir dans des classes toujours insuffisamment aérées. Aussi, voyez-les au mois de Juin après neuf ou dix mois de scolarité, ils sont pâles, anémiés, sans couleurs comme les plantes cultivées dans des caves.

Et combien d'entre eux ce genre de vie ne conduit-il pas à la chlorose, à l'anémie, et même parfois à cette horrible maladie qu'on appelle la tuberculose et qui fait tant de victimes aujourd'hui.

LE meilleur moyen pour combattre les effets fâcheux que cette vie renfermée peut produire dans l'accroissement des enfants, c'est de les faire vivre le plus longtemps possible **A LA CAMPAGNE, AU GRAND AIR.**

D'après ce que nous avons dit plus haut, on trouverait difficilement au voisinage de Paris un endroit aussi favorable que Saint-Leu qui, par **SON AÉRATION, SES SOURCES, SON ORIENTATION** offre les conditions les plus parfaites que les hygiénistes les moins exigeants revendiquent pour le maintien de la santé. Aussi, faut-il voir les transformations merveilleuses que présentent les enfants après plusieurs mois de demeure dans cette campagne ! Ce sont de **VÉRITABLES RÉSURRECTIONS.**

En résumé, l'air de Saint-Leu est un **RECONSTITUANT IDÉAL** pour les anémiques, les débilités et les convalescents.

Si nous ajoutons que de tout temps Saint-Leu fut la demeure favorite des Montmorency, des Condé, **de nos rois même,** puisque **LOUIS-PHILIPPE & NAPOLÉON III** y furent élevés et que la **REINE HORTENSE** l'habita longtemps, nous aurons démontré que si, de nos jours, le nom de Saint-Leu s'est trouvé distancé dans l'esprit du public par celui de localités plus luxueuses ou mondaines, il a brillé autrefois d'un éclat d'autant plus vif qu'il n'était dû qu'aux qualités nettement affirmées de sa **SITUATION EXCEPTIONNELLE.**

NOTICE MÉDICALE

Il n'y a pas que les personnes simplement fatiguées qui bénéficient de ce climat, il y a par dessus tout les anémiques, les lymphatiques, les convalescents, et en général les débilités et, chose importante, les prédisposés à la tuberculose. Ce ne sont pas des malades, mais ce sont des candidats à la maladie.

Voilà surtout ceux qui trouveront à Saint-Leu la guérison, la santé. La raison en est simple à concevoir. Sans être médecin, on sait que ces maladies : anémie, chlorose, état lymphatique sont causées par une sorte de pauvreté du sang, avec pousse du cœur et des vaisseaux, c'est-à-dire avec faiblesse de la circulation ; et que l'impureté de l'air est une des principales causes de cette mauvaise constitution du sang.

Le traitement est donc tout indiqué ; c'est la vie au grand air, dans de bonnes conditions de ventilation et d'orientation.

Dès lors les poumons recevant plus d'oxygène et n'étant plus engorgés d'acide carbonique, fonctionnent plus librement, ils se développent.

L'oxygène qu'ils reçoivent passe plus facilement et en plus grande quantité dans le sang qui se trouve ainsi fortifié, augmenté, enrichi et qui à son tour distribue son oxygène plus généreusement dans tous les organes.

Aussi toutes les fonctions en ressentent les bons effets. Le cœur est plus actif, plus énergique, les vaisseaux plus élastiques et les couleurs reviennent sur le visage : l'anémie disparaît. De plus l'appétit se développe, les digestions se font mieux et, avec la santé, l'embonpoint reparaît. Les forces augmentent, et la maladie qui menaçait et guettait sa proie dans l'ombre est conjurée, expulsée.

Voilà ce que l'on peut demander à la cure d'air de Saint-Leu, car sa caractéristique essentielle est son action vivifiante, stimulante et tonique.

C'EST, PAR CONTRE, CETTE ACTION EXCITANTE QUI DOIT ÊTRE REDOUTÉE DES TUBERCULEUX AVÉRÉS QU'UN AIR TROP VIF EXPOSE AUX CONGESTIONS.

Noms des Médecins habitant la région :

MM. les Docteurs Barau, Oppenot, Claude, Macaigne ; Mme la Doctoresse Macaigne, à Saint-Leu ;

MM. les Docteurs Debrigode, Callais, de Beauvallon, à Taverny.

Pharmaciens : MM. Baetz, Tulliet, Pierre.

HISTORIQUE DU NOM

La ville tient son nom de Saint-Leu ou Loup, évêque de Sens, mort en 623. Les Romains, dont le camp de Jules César était à Taverny, avaient installé des thermes avec les eaux de source de Saint-Leu.

Saint-Leu s'est appelé **Claires-Fontaines**, sous la Révolution, alors que la vallée de Montmorency devenait vallée d'Emile. Sous Napoléon Ier, de 1808 à 1820, les communes de Saint-Leu et de Taverny furent réunies sous le nom de Saint-Leu-Taverny. Un décret du 10 Juin 1852 dénomma la ville Napoléon-Saint-Leu en souvenir du séjour de Napoléon III qui y fut élevé ; ce nom disparut après 1870, aujourd'hui on dit Saint-Leu-Taverny ou Saint-Leu (Seine-et-Oise).

ANCIENS SEIGNEURS & FIEFS

Au XIIIe siècle, les Montmorency aliènent le Vivier du Bourdon et le moulin de Saint-Leu. En 1368, Jean, fils de Bouchard de Montmorency, rend aveu de la maison et du château de Saint-Leu à son cousin Charles de Montmorency. Le domaine est aux Montmorency jusque sous Louis XI, qui le confisqua après la trahison de Jean de Nivelle ; c'est à ce dernier qu'on doit le proverbe connu :

C'est comme ce chien de Jean de Nivelle :
Il se sauve quand on l'appelle.

JEAN de Nivelle, fils d'un Montmorency, avait été envoyé par son père et le roi Louis XI combattre le duc de Bourgogne ; il passa à l'ennemi et son père eut beau faire sonner de la trompe pour le ramener dans les troupes du roi, **JEAN DE NIVELLE** ne reparut pas.

Son père s'écria, dit-on : « Ce chien de Jean de Nivelle s'enfuit quand on l'appelle. »

D'où le proverbe.

Sous Louis XII, un autre Jean de Montmorency est seigneur de Saint-Leu-Taverny. Sous Louis XIII, Saint-Leu, avec tous les biens des Montmorency, passe aux Condé et le vieux château disparaît au XVIe siècle.

Les principaux fiefs ont été des censives de la Chaumette, de Bessancourt, de Boisseau ou de Ternay, de Leumont, d'Ort, des censives de Cernay, etc...

Des vignes appartenaient aux religieux de l'abbaye du Val, près Isle-Adam.

L'ANCIEN VILLAGE

AU temps jadis, **LE PAYS DE RÉMOLLÉE** ou **SAINT-LEU** était situé sur le faîte de la colline ; du haut de leur château fort les seigneurs dominaient toute la vallée de Montmorency, **altitude 175 mètres.** C'est là qu'existait l'église (Construite en 1100 par Fulchard de Montmorency, seigneur Beauterlu et de Gisors, église consacrée à Leu (Lupus), saint récemment canonisé et alors fort à la mode). Autour le cimetière, ainsi que le village qui en 1260 était de 50 feux.

Buchard IV et Isabeau de Laval le donnèrent en apanage à leur second fils Buchard.

LE principal revenu de la seigneurie de Saint-Leu à l'époque où Buchard le reçut de son père provenait de deux viviers dont l'un se nommait le vivier Bourdon et l'autre le grand vivier ainsi que de plusieurs moulins établis auprès d'un cours d'eau qu'on chercherait vainement aujourd'hui.

Ces viviers étaient très poissonneux et à une époque où la marée n'arrivait que difficilement et où toute la population observait fidèlement le carême, le poisson devait nécessairement être fort recherché ; on ne s'étonnera donc pas de voir les seigneurs mettre la pêche au nombre des revenus de la baronnerie.

EN 1330, SAINT-LEU ACQUIT UN GRAND DÉVELOPPEMENT, la population devait même y être devenue très considérable à en juger d'après le nombre des hommes d'armes que Buchard devait fournir au roi de France en sa qualité de seigneur-baronnet de Saint-Leu ;

En effet, un rôle des troupes dûes au roi Philippe-Auguste par le vicomté de Paris nous apprend que le sire de Saint-Leu amenait à l'Ost royal 10 hommes d'armes complètement équipés, et si l'on fait attention qu'alors Charles de Valois, prince du sang, n'en devait que 20, que le connétable de France n'en devait que 15, on reconnaîtra que la terre de Saint-Leu devait avoir sous Buchard une notable importance.

JOSEPH DE NIVELLE vendit à son cousin Anne, duc de Montmorency, connétable de France (1), les trois fiefs de Saint-Leu, Leumont et Plessis-Bouchard, pour la somme de 26,870 livres.

ANNE DE MONTMORENCY aimait passionnément son duché-pairie ; son petit-fils Henri II partageait la prédilection de son aïeul, il fit construire sur les terres de Leumont

(1) Le fief de Leumont se trouvait moitié sur le territoire de Saint-Leu, moitié sur celui de Saint-Prix.

un CHATEAU fort remarquable, dont il ne reste malheureusement plus rien, si ce n'est quelques traces de fondations.

Au XIIe siècle, Fulchard de Montmorency, seigneur de Saint-Leu, donne l'église à l'abbaye de Saint-Martin de Pontoise ; au XIIIe siècle, Eglantine de Vendôme y fut enterrée. Sous Louis XIV, l'église étant en ruines, on construisit sur son emplacement une chapelle ; le père de Napoléon Ier y fut enterré, ainsi que le roi Louis de Hollande, comte de Saint-Leu, et deux de ses fils.

QUELQUES vestiges de l'ancien cimetière existent encore dans la propriété de la Châtaigneraie, le tombeau de nos ancêtres avec l'inscription suivante dont **NAPOLÉON III** est l'auteur :

C'est à l'ombre de l'if, sur ce tertre inutile
Où le gazon s'élève autour des ossements,
Qu'enfermés pour jamais dans leur étroit asile
Les aïeux du hameau reposent pour longtemps,
Leurs yeux ne verront plus le retour de l'aurore,
Leurs amis et leurs champs, et le cornet sonore,
Les cris perçants du coq, la chanson du berger
Ne les salueront plus à leur humble lever.
Passant, qui que tu sois, honore donc leurs mânes,
L'âme, hélas ! fut empreinte en ces tristes débris
Ah ! que le fer cruel et que des mains profanes
De ce lieu consacré soient à jamais bannis
Songe que ton pouvoir, ton nom, ton opulence
Te mènent à la mort en dépit de ton rang,
Le monarque lui-même au sein de la puissance
Règne et l'attend.

LA CHAUMETTE

DEPUIS les temps les plus reculés, les Romains vinrent s'établir dans un vallon situé entre les deux côteaux que couronnaient déjà les villes de Thor et de Taberniacum.

C'étaient l'abondance et la **LIMPIDITÉ DES EAUX** qui les avaient séduits ; aussi y avaient-ils installé une **LÉPROSERIE RENOMMÉE** ; on y traitait les malades par l'eau prise en boisson et par les bains. Les **THERMES** étaient alimentés par les eaux de source de la forêt qui étaient beaucoup plus abondantes qu'aujourd'hui, puisqu'elles formaient plusieurs cours d'eau.

Au commencement du siècle, il existait encore un cours d'eau qui traversait le pays pour aller à la Chaumette en passant par la rue du Rû et de là allait se perdre au moulin de Saint-Leu situé entre Ermont et Le Plessis.

Un autre, le rû de Presles, alimentait la fontaine aux malades, route de Paris et allait mourir au Gros-Noyer.

PLUS tard au bas du village, sur l'emplacement de cette léproserie s'est élevée **LA MALADRERIE** de l'ordre du Temple.

L'héritage sur lequel elle a été construite est un don de Jehan de Montmorency, seigneur de Saint-Leu-les-Taverny, aux chevaliers hospitaliers du château du Mail, seigneurs de Cernay et d'Ermont, mais cette maison bien que fortifiée ne constituait pas un fief indépendant et le grand prieur de l'ordre n'exerçait pas le droit de justice.

En 1237, Bouchard de Montmorency dotait la grande maladrerie de Saint-Leu qui était réservée aux malades des onze villages environnants.

En 1335, Jean de la Chaumette, chancelier de la cathédrale de Meaux, y fondait une chapelle dédiée à Notre-Dame et à saint Jean-Baptiste.

Cette chapelle fut donnée ensuite à l'abbaye Sainte-Geneviève de Paris.

Vers 1350, Bouchard II, seigneur, dotait la chapelle de sainte Geneviève à laquelle on adjoignait une communauté pour soigner les malades, avec Jean de Borret comme prieur.

CETTE chapelle en ruines existe encore en partie ; elle se trouve sur la place de la Forge ; elle fut vendue par l'abbaye de Sainte-Geneviève en l'an II de la République Française une et indivisible, le 20 Germinal 1793, à la commune de **CLAIRES-FONTAINES**, ci-devant Saint-Leu, pour la municipalité y tenir lieu de ses séances.

Au son des cloches, les habitants se rassemblaient dans cette chapelle pour y voter le ban des vendanges.

CES ruines sont très curieuses, surtout les souterrains qui formaient sous le village actuel un vrai labyrinthe.

Autant Saint-Leu possédait de ruelles, autant il existait de voies souterraines qui mettaient en communication les églises et châteaux environnants.

Dans ce temps-là, les vignerons et bourgeois n'avaient pas le droit de passer, sous peine d'amende, par les rues réservées aux officiers municipaux et notables ; ils passaient donc par les ruelles et les souterrains.

EN construisant une partie de l'établissement des Eaux de table de Saint-Leu, on découvrit, il y a quelques années, dans un de ces souterrains, un superbe vase en cuivre à trois pieds datant du XIVe siècle, avec quelques centaines de pièces en argent frappées au marteau ; le vase et ces pièces sont visibles à la Source Méry.

La grande fontaine se trouvait sur la grande route de Paris, au milieu du village, en face la chapelle Sainte-Geneviève.

Au XVIe siècle, la grande fontaine de Saint-Leu était le rendez-vous des charrettes et diligences : les chevaux y buvaient à longs traits une eau délicieuse et prenaient une heure de repos, pendant que les forgerons remplaçaient les fers et que les conducteurs et voyageurs se restauraient à l'auberge de la Croix-Blanche.

La grande Fontaine était la plus belle des environs : toute en pierre de grès, l'eau y coulait en abondance d'une vasque dans un bassin hexagone ; d'énormes pierres en retenaient les angles.

ANCIENNES ÉGLISES

C'EST autour de la chapelle de Sainte-Geneviève et de la Grande Maladrerie de la Chaumette que Saint-Leu actuel prit naissance. Les premières maisons furent construites pour les malades, ensuite l'église du vieux Saint-Leu (sur la côte) étant en ruines, on en édifia une autre dans la Grande Rue.

Elle fut édifiée le 7 novembre 1690 et possédait les reliques de sainte Ursule et une chapelle Saint-Jacques ; le curé en était Charles Margot, prieur de Sainte-Marie, chapelain en les Saintes-Chapelles à Paris, seigneur d'Orvilliers, à Chambly.

CETTE église était très belle, de la même architecture que celle de Taverny; elle fut démolie en 1848.

Il y avait à Saint-Leu l'église du haut, l'église du bas, la chapelle Sainte-Geneviève, la chapelle de l'Ermitage qui appartenait aux Révérends Pères Feuillants de l'abbaye du Val et, à chaque croisement de rues, des croix où les malades devaient, pour activer leur guérison, faire diverses prières.

Sur la place de la Grande-Fontaine se trouvait la plus grande croix de Saint-Leu; elle était tout en marbre blanc style gothique et s'appelait la **CROIX-BLANCHE.**

L'ÉGLISE

L'église actuelle, inaugurée en octobre 1851, n'offre rien de remarquable comme architecture, elle a été édifiée par l'architecte E. Lacroix et payée en grande partie par Napoléon III alors Président Louis Napoléon. Le Président assistait à l'inauguration avec Antoine et Pierre Bonaparte, la princesse Mathilde, Nieukerke, etc.

Les peintures, au tympan des portes, sont en faïence émaillée et de S. Cornu ; elles représentent le Christ entre saint Leu et saint Gilles.

TOMBEAUX DE LA FAMILLE IMPÉRIALE

LES TOMBEAUX

(S'adresser au bedeau pour visiter la crypte)

DERRIÈRE l'autel est le tombeau du roi **LOUIS DE HOLLANDE**, comte de Saint-Leu, troisième frère de Napoléon 1er et père de Napoléon III.

Le mausolée par Petitot consiste en un cénotaphe de marbre blanc immaculé. Dans sa base, il y a trois médaillons en relief de Charles-Bonaparte, père de Napoléon Ier, et de deux fils du roi Louis.

En bas sont les armoiries impériales.

LA STATUE DE LOUIS-NAPOLÉON est très belle et taillée avec le fauteuil dans le même bloc de marbre. Le roi est vêtu du costume de cour dessiné pour le sacre par David. Son manteau d'hermine est semé d'abeilles et l'aigle impérial étend ses ailes à ses pieds; de chaque côté, les statues de la Foi et de la Charité.

La peinture murale du fond représente saint Napoléon entre saint Charles et saint Louis.

LES TOMBEAUX DES BONAPARTE SONT DANS LA CRYPTE. Ils étaient jadis dans le parc du château de Saint-Leu. Le prince de Condé dont le fils, le duc d'Enghien, avait été fusillé sur l'ordre de Napoléon 1er, les fit enlever quand il acquit le château et transporter dans l'église sous la garde de l'abbé Déchard.

Un petit jardin extérieur contre l'abside sert d'entrée à la crypte. L'abbé Déchard y est enterré sous un petit monument élevé par ses paroissiens.

EN entrant est le tombeau de **CHARLES BONAPARTE**, père de Napoléon, né à Ajaccio en 1746, mort à Montpellier en 1785.

Au fond est celui du **ROI LOUIS DE HOLLANDE**, comte de Saint-Leu.

A droite et à gauche, ceux de deux de ses fils morts, l'un à 5 ans, l'autre à 27.

Le tombeau de la reine Hortense, femme du roi Louis et mère de Napoléon III, est à Rueil.

On peut voir dans une petite crypte fermée par une grille un bas relief en marbre avec tête sculptée et armoiries très belles à la mémoire de Napoléon Louis-Bonaparte, mort à Forli (Romagne) en 1831.

Dans une chapelle à droite du chœur (peu intéressant) est un tombeau contenant les restes de la baronne de Brok, dame d'honneur et amie de la reine Hortense, qui périt sous ses yeux dans un ravin à Aix-les-Bains, et ceux de sa sœur la maréchale Ney.

Dans un article du *Français* en août 1902, Jean de Missy racontant une visite aux tombeaux, assure que le Prince Impérial, quelques années après la guerre de 1870, séjourna dans un château des environs de Saint-Leu et vint une nuit prier dans la crypte de l'Eglise. Sous son règne, Napoléon III vint deux fois à Saint-Leu, une fois avec l'Impératrice.

La princesse Mathilde qui habitait Saint-Gratien, l'été, y venait tous les deux ou trois ans.

Il y eut jadis un conservateur des tombeaux, le colonel Letellier nommé à ce poste en 1852, et un gardien Dubois, ancien domestique de la maison de l'empereur, qu'il avait fait jouer enfant.

Dubois avait un traitement annuel de 1,200 francs et un costume. Ses émoluments furent supprimés à la chute de l'Empire et Dubois dans la misère se pendit : sa femme devint folle.

Il n'y a plus de gardien des tombeaux. Quatre fois par an, le curé de Saint-Leu qui, seul dans le canton, avec le doyen de Montmorency, est mitrable et titulaire de sa cure, dit encore quatre messes pour les Bonaparte, les 1er mars, 24 avril, 5 mai et 25 juillet de chaque année.

Quelques grognards y venaient manifester jadis ; aujourd'hui les pauvres de la commune s'y rendent seuls pour se partager, à l'issue de chaque messe, les 150 francs légués à perpétuité par le comte de Saint-Leu et distribués par le curé.

LE CHATEAU

CE qu'on appelle le château de Saint-Leu, aujourd'hui à peu près complètement disparu, fut illustré par le séjour de **PHILIPPE-ÉGALITÉ,** cousin de Louis XVI, par le **DUC DE CHARTRES**, son fils, plus tard **LOUIS-PHILIPPE, ROI DE FRANCE**, qui y fut élevé, par le roi de Hollande, **LOUIS BONAPARTE,** sa femme la **REINE HORTENSE,** comtesse de Saint-Leu, son fils Louis, plus tard **NAPOLÉON III**, qui y vécut sa prime jeunesse (1).

A la fin du XVIe siècle, il y avait à Saint-Leu le château du haut et le château du bas. Ce dernier, réparé en 1774 par l'architecte Bertault, pour le financier de Laborde, fut plus tard le château de Saint-Leu.

Ce Laborde, bien que d'une très basse naissance, était arrivé, grâce à la protection de Joseph II (la Maison d'Autriche a toujours protégé les banquiers, dont elle a souvent besoin), à la dignité de comte du Saint-Empire. Trompés par ce titre de comte, les Conventionnels prirent Laborde pour un véritable comte et l'envoyèrent à l'échafaud, malgré ses protestations.

De Laborde était un três riche financier, allié des de la Five et des d'Epinay qui habitaient la Chevrette, il possédait la terre de Taverny, les fiefs de Montubois, de Nantouillet, de la Noue, de la Chevrée, de Maubuisson, de Lannes, de Vaucelles, du Haut-Tertre, le bois de Boissy, la garenne de Beauchamps et les censives de Plessis-Bouchard ; c'est à lui que Philippe-Egalité acheta le château du bas.

SES enfants, le **DUC DE CHARTRES** et la princesse Adélaïde, y furent élevés par Mme de Genlis. C'est elle qui, occupant une grande place auprès de Philippe-Egalité, avait

(1) *Bibliothèque Nationale.* — Vue du chateau et du bourg de Saint-Leu-Taverny, en France, dans la vallée de Montmorency, appartenant cy-devant au sieur de la Noue et à présent à M. le marquis de Xaintraille (1708), dessin exécuté par Louis Bondou, en 1708, pour le compte du collectionneur Roger de Joignières.

(Estampes V A, 343, aquarelle).

tenu à être nommée gouverneur des enfants du Prince, après avoir été leur gouvernante simplement.

Comme Philippe-Egalité insistait auprès du roi pour que cette nomination de gouverneur à laquelle il était alloué une grosse redevance par la couronne, fut faite en faveur de Mme de Genlis « gouvernante ou gouverneur, répondit Louis XVI en haussant les épaules, faites ce qu'il vous plaira. »

La signature de Mme de Genlis est sur les registres de la paroisse, à côté de celle de Philippe-Egalité avec lequel elle fut marraine à Saint-Leu. L'acte étant rédigé avec Mme de Genlis, gouvernante, celle-ci fit suivre sa signature de son titre, gouverneur.

Ce fut le marquis de Giac qui acheta de Philippe-Egalité le château du bas.

Les trois propriétaires, de Laborde, Philippe et le marquis de Giac furent guillotinés à la Révolution.

Un négociant du Havre, Imbert, reprit ce château et lui réunit le château du haut, propriété de la veuve du président Drouin.

LE PRINCE LOUIS-NAPOLÉON BONAPARTE acquit le tout en 1804 et y créa un parc splendide qui allait jusqu'à Saint-Prix, enclos de murs, de sauts de loup avec trois grilles en fer forgé.

Dans ce parc, dont les plans sont à la mairie de Saint-Leu, il y avait une volière, des bassins, des cascades, une rivière et des étangs avec iles, deux ponts dont un en bois et un autre, le pont du Diable, qui existe encore sur l'allée du Périmètre, en forêt ; puis des belvédères, des rochers, une glacière immense, etc. (1)

LE château avait 40 mètres de longueur sur 18 de profondeur, il était bâti sur caves, avec un premier et un second étage couvert en ardoise, surmonté de paratonnerres ; le **THÉATRE** pouvait contenir 400 personnes.

Ce fut surtout la **REINE HORTENSE,** femme de Louis Bonaparte, qui l'habita.

---

(1) *Bibliothèque Nationale.* — Voir *Napoléon et la reine Hortense au Belvédère*, dans le livre du comte de Laborde sur les *Châteaux de France*,

LA REINE HORTENSE

HORTENSE-EUGÉNIE DE BEAUHARNAIS, née en 1783, était fille de l'Impératrice **JOSÉPHINE** et du premier mari de l'Impératrice guillotiné à la Révolution. Elle avait vécu très jeune, de 4 à 7 ans, à la Martinique.

Elle épousa **LOUIS-NAPOLÉON BONAPARTE,** troisième frère de Napoléon Ier, grand connétable de l'Empire français, comte de Saint-Leu, et enfin **ROI DE HOLLANDE** le 5 Juin 1806.

Le roi Louis habita fort peu Saint Leu et l'histoire de ce charmant pays est liée surtout à la vie de la **REINE HORTENSE.**

Hortense, dont cette union fit le malheur, dit la comtesse Dupont dans ses mémoires, devait redouter en Louis un époux déjà torturé et défiguré par la maladie et dont l'humeur devenue triste à force de souffrances paraissait peu faite pour s'associer à ses goûts. Louis-Bonaparte, de son côté, devait redouter, à son tour, cette gaieté, ce goût si naturel à 18 ans des plaisirs du monde ; mais le premier Consul avait dit : « Je le veux » et tous deux courbant la tête s'étaient efforcés de vouloir.

LA REINE HORTENSE était femme dans toute l'acception du mot. Elle dessinait, chantait et composait ; ce fut elle qui mit en musique le fameux chant : **Partant pour la Syrie,** etc. ; elle jouait la comédie au château, montait à cheval et adorait **SAINT-LEU.**

Ce fut Cambacérès, souvent l'hôte du château, qui la traita pour la première fois de Majesté. Elle répondit par un éclat de rire et une boutade : Je serai reine de Hollande à Saint-Leu.

Elle dut pourtant se rendre en Hollande avec le roi Louis, y perdit un fils et rentra en France, un an après, en 1807.

Le roi Louis de Hollande abdiquait en 1810, la séparation de corps était prononcée ; la reine Hortense restait à Saint-Leu, le roi Louis se retirait à Gratz, en Allemagne.

ALORS, le château de Saint-Leu eut une véritable cour, et toutes les notabilités de l'Empire y défilèrent. **NAPOLÉON Ier** y venait sans apparat et souvent des acteurs de Paris y jouaient la comédie.

La reine se promenait dans le parc en chaise à porteurs ; des basques à culottes courtes, coiffés de bérets, chaussés d'espadrilles bleues brodées d'or étaient affectés à ce service. Pour les excursions à **L'ÉTANG** d'Enghien, au **CHATEAU** de la **CHASSE** à Montmorency, à la maison d'éducation d'Ecouen dont la **REINE HORTENSE** était protectrice, il y avait un grand char à bancs garni de coutil blanc attelé de quatre chevaux.

Chaque jour, la Reine faisait distribuer de la soupe aux pauvres, dans le presbytère actuellement propriété de la Source Méry où se trouve le buste de la Reine Hortense.

Un jour elle voulut présider elle-même cette distribution et le peintre Dubos reproduisit cette scène en 1812. Le tableau, curieux parce qu'il donne les costumes du temps à Saint-Leu, est dans la salle du Conseil de la Mairie.

La Reine de Westphalie, l'Impératrice Marie-Louise vinrent un jour à Saint-Leu, et les trois souveraines se rendirent chez le célèbre musicien Grétry qui habitait à Montmorency l'Hermitage de J.-J. Rousseau.

A la Restauration, Hortense resta à Saint-Leu et reçut même le titre de Duchesse de Saint-Leu, alors qu'elle n'était que Comtesse. Mmes Campan, de Staël Récamier, Mmes de Latour-Maubourg, Pozzi di Borgo, le général Colbert étaient des fidèles du château.

LOUIS XVIII lui-même vint à Saint-Leu : « Je m'y connais, disait-il au **DUC DE DURAS**, je n'ai jamais vu de femme qui réunisse à tant de grâces des manières aussi distinguées. »

HORTENSE qui était encore en France pendant les Cent-Jours, fut exilée sous la seconde Restauration jusqu'à sa mort survenue en 1837.

Elle est enterrée à Rueil avec l'Impératrice Joséphine, sa mère.

Deux portraits du roi Louis qui ont été longtemps à la mairie ont disparu.

Après l'exil de la Reine, le Prince de Condé acheta le château.

LE PRINCE DE CONDÉ

LE DUC DE BOURBON, prince de Condé, qui reprit le château quelques années après la Restauration, était surtout un grand chasseur. Il adorait Saint-Leu et la forêt de Montmorency où il chassait avec M. le **COMTE D'ARTOIS**.

On raconte qu'il réussissait à merveille le coup du roi à la chasse, tout infirme qu'il était ayant l'épaule luxée et trois doigts de la main abîmés. C'est lui qui a donné son nom à la route en forêt qui va des Quatre-Chênes au carrefour des Six-Routes et qu'il dénommait en maugréant la Foutue-Route.

IL fit construire les communs du château dont une grande partie est occupée par **L'ÉTABLISSEMENT DE LA SOURCE MÉRY**.

Les écuries avaient 57 mètres de longueur sur 10 de largeur avec un étage. Il y avait en plus trois autres maisons pour le garde, le concierge et le jardinier.

Il installa à Saint-Leu des sœurs qui dirigeaient une école, soignaient les malades et servaient une soupe aux indigents.

Le prince de Condé dépensa plusieurs millions en achat de grains qu'il fit distribuer aux habitants de ses terres pendant les deux ou trois époques de famine qui désolèrent la France sous le règne de Louis XVI.

LE PARC était ouvert aux habitants qui étaient souvent conviés à venir voir jouer au château la comédie dans laquelle la **BARONNE DE FEUCHÈRES** tenait les principaux rôles.

Par testament, le Prince avait fait le jeune duc d'Aumale son héritier, sans préjudice d'un don considérable à la Baronne de Feuchères, sa gouvernante, legs estimé cinq millions.

LE 26 août, **LA REINE,** femme de Louis-Philippe, **LA PRINCESSE ADÉLAIDE** et le jeune **DUC D'AUMALE** étaient venus voir le prince. Le matin du 28 août, le valet de chambre Manoury et le père Leduc, maire de Saint-Leu, trouvèrent **LE PRINCE** pendu à l'espagnolette de la croisée de sa chambre avec deux mouchoirs. Une chaise était placée près du corps, les pieds touchaient presque le sol, **LE PRINCE DE CONDÉ** était mort. Il fut enterré à Saint-Denis.

La mort du Prince révolutionna la France. Les habitants de Saint-Leu prétendirent qu'on avait suicidé le Prince de Condé. Aujourd'hui encore, si on les interroge, ils désignent sans hésitation le coupable et racontent qu'un jour, en sortant de chez lui, le pèce Leduc, qui en savait trop long, fut frappé d'un coup de couteau. La blessure fut, du reste, insignifiante.

LES héritiers attaquèrent le testament, mais la **BARONNE DE FEUCHÈRES** gagna le procès et quitta aussitôt Saint-Leu.

Elle hérita du château et le revendit à M. Fontanille, bijoutier, qui le céda ensuite à M. Vidal.

Celui-ci morcela le parc qu'il vendit à plus de trente acquéreurs ; le château proprement dit fut acheté par MM. Bonnet, Leduc fils, Broussin et Morisset, qui tentèrent de le revendre et finalement l'abattirent en 1835, après que l'Etat eut songé à en faire une caserne.

ON a dit longtemps que la fenêtre à laquelle le Prince avait été trouvé pendu était à l'Hôtel d'Enghien, dans la Grande Rue. Ce qui est certain, c'est qu'une bonne douzaine d'espagnolettes furent vendues comme seule authentique.

LE MONUMENT DES PRINCES DE CONDÉ

LE monument, ainsi disent les habitants de Saint-Leu, est dans la rue du Château, attenant à la propriété de la Source Méry, au bout d'une allée de cyprès. Il a été élevé sur l'initiative du **VICOMTE WALSH**, à l'endroit précis où le prince fut trouvé pendu et la croix se trouve à la hauteur de l'espagnolette fatale. Les archives et la liste des souscripteurs sont enfermées dans un coffre de fer.

Il est propriété du duc de Chartres ; un gardien en possède les clefs et le fait visiter, 50, rue du Château.

L'ornementation est en marbre blanc, le fût en marbre de Nemours, un ange aux ailes déployées tenant une épée haute figure les commencements de la maison de Condé, un autre aux ailes repliées, la main laissant échapper une épée, figure son déclin.

Ces deux anges et le casque sont de Fauginet.

LES inscriptions sont les suivantes :

Sur la base : Ce monument a été élevé en 1843 par souscription sur l'appel fait par M. le vicomte Edouard Walsh ; Fauginet, statuaire, auteur du monument ; Leveil, architecte.

Sur la colonne : **ROCROI, FRIBOURG, LENS, SENEF, VINCENNES, SAINT-LEU.**

Sur le socle : **LOUIS-HENRI-JOSEPH DE BOURBON, PRINCE DE CONDÉ**, né à Paris le XIII avril MDCCLVI, mort à Saint-Leu-Taverny le XXVII août MDCCCXXX, puis tous les noms **DES CONDÉ** avec les dates de leur naissance et de leur mort.

RUINES & VESTIGES

DE nombreux vestiges du château subsistent encore.

L'établissement de la Source Méry est installé dans les anciens communs reconnaissables à leur baie en plein cintre.

La **SOURCE MÉRY** sourd d'une grotte qui se trouvait dans le parc, la rivière subsiste encore dans le jardin de l'Etablissement.

La maison d'habitation de M. Méry est l'ancien presbytère qui appartenait à la **REINE HORTENSE** où un dîner fut servi au Prince Président à l'inauguration de l'Eglise ; on y voit encore, dans une niche, **LE BUSTE DE LA REINE HORTENSE.**

Les pierres formant la cascade du Bois de Boulogne proviennent du parc ; au n° 49 de la Grande Rue, deux lions ornent les pilastres de la grille, deux dragons et une lyre provenant du château décorent le pignon de la maison.

Enfin, M. Deleval possède une plaque de cheminée avec les armes de France et la date 1659, qui vient aussi du château.

L'hôtel d'Enghien, dans la Grande Rue, à Enghien, fut construit avec les matériaux provenant de la démolition.

Dans une croisée murée, on découvrit un buste de Napoléon III enfant, en biscuit de Sèvres, avec une mèche de cheveux fixée sur le piédestal.

Ce buste fut attribué à M. Leduc et doit appartenir aujourd'hui à sa fille, Mme Mauge.

VILLAS

DEPUIS quelques années, Saint-Leu, que la proximité de la forêt de Montmorency, ses jolis points de vue et le nombre des trains arrivant à tout instant (1) rendent très attrayant, Saint-Leu s'augmente de quantité de villas, dont quelques-unes, parmi les mieux situées, se trouvent dans l'ancien parc du château de Saint-Leu et sont la propriété de la **SOURCE MÉRY.**

EAUX DE SOURCE DE SAINT-LEU

LES eaux sont à ce point délicieuses, claires et abondantes que, nous l'avons dit, Saint-Leu s'est appelé sous la Révolution **CLAIRES-FONTAINES.**

Sur le côteau, à la lisière de la forêt, au hameau dit l'Eauriette, est un réservoir immense appartenant à la commune où sont recueillies les eaux de source distribuées aux fontaines publiques de Saint-Leu. **Au-dessus se trouve le restaurant de l'Eauriette, où nombre de promeneurs viennent, sous les ombrages, admirer le splendide panorama de la vallée.**

C'EST de cette colline, **altitude 175 mètres,** en pleine forêt de Montmorency que sourdent les eaux qui alimentaient jadis le parc de Saint-Leu et qui aujourd'hui alimentent l'Etablissement des Eaux de table de Saint-Leu **SOURCE MÉRY,** du nom de son propriétaire.

Une des principales fontaines est sur la place de la Forge, au bas de la rue du Château, où fut érigée, en 1893, la statue du moissonneur, don du maire, M. **AIMOND.** Tout près de là, dans une niche, est la statue de sainte Geneviève où, chaque année, neuf soirs durant, les jeunes filles de Saint-Leu font brûler des cierges.

(1) Aller et retour, 1 fr 50, Paris-Nord ou Paris-Ouest.

Locatioe de voitures pour promenades dans la forêt et environs : MM. Moisset et Bridoux, à Saint-Leu ; Mariette, à Taverny ; Boubal, à Saint-Prix.

Voitures à ânes et anes de selle : M. Simandoux, café-restaurant de l'Eauriette.

Propriétés à vendre ou à louer : Me Corneau, notaire.

Agences de locations gratuites : MM. Lauffray, Défossé et L. Donon.

Une autre fontaine est à l'angle de la rue de Boissy, dans la Grande Rue, contre le mur de la propriété Mauge, très pittoresquement arrangée par M. Poussin, architecte. pour M. Pernelle, le carrefour du Sellier, où fut un four banal pour cuire le pain et nommé par les habitants le Four du Sié.

Il y a nombre d'autres fontaines : la Pissotte, en face l'Etablissement de la Source Méry ; place de la Mairie ; place des Fêtes, etc... Malgré cela, la Compagnie des Eaux distribue à domicile de l'eau de l'Oise, dans Saint-Leu, et a encore le monopole de la canalisation pour 30 années.

LES travaux de captation de la **SOURCE MÉRY** ont coûté vers 1806 plus d'un demi-million à la **REINE HORTENSE.** L'eau jaillit en dégageant une légère quantité d'acide carbonique et coule pendant plusieurs kilomètres dans des galeries souterraines de roches complètement fermées pour venir se déverser à mi-côte dans une **SUPERBE GROTTE.**

L'établissement de la **SOURCE MÉRY** autorisé par l'Etat et placé sous son contrôle prend chaque jour une importance plus considérable, tire l'Eau et la met en bouteilles à la **SOURCE MÊME.**

LA visite de la **SOURCE MÉRY** est très intéressante ; l'entrée en semaine est libre pour tous les promeneurs qui peuvent même y déguster une eau absolument **PURE,** d'une très **GRANDE LÉGÈRETÉ** puisqu'elle a 7 degrés hydrotimétriques.

Le rinçage des bouteilles se fait à eau courante de source bouillante. Les bouteilles sont stérilisées, puis passées par des jets d'eau *de source* froide sous plusieurs atmosphères de pression, puis égouttées pour être remplies immédiatement. Le bouchage ne prend pas moins de soins, les bouchons sont triés, marqués **SOURCE MERY,** puis stérilisés par la vapeur avant d'être employés.

ANALYSE DES EAUX DE TABLE DE SAINT-LEU

SOURCE MÉRY

Extrait sec à 120°		0.210
Carbonate de chaux et soude. .	0.0800	
Oxygène	0.0003	
Acide carbonique	0.0460	
Chlorures.	0.0016	
	0.1279	

Aucune trace de matières organiques

L'eau livrée à la consommation est absolument naturelle, sans aucune addition. Elle est soumise à une pression de plusieurs atmosphères qui, faisant dissoudre les carbonates qu'elle contient naturellement, lui donne ce petit goût légèrement piquant très agréable.

Ce goût, qui disparaît dans les eaux artificielles si la bouteille reste à demi-vide ou débouchée, persiste dans l'Eau de la SOURCE MÉRY pendant plusieurs jours, même en bouteille débouchée.

Le débit de la source est de 300,000 litres par vingt-quatre heures et l'Etablissement des Eaux de table peut livrer par jour à la consommation environ **40,000** bouteilles dans ces charrettes attelées de **QUATRE BŒUFS** qui donnent un pittoresque inattendu aux rues de la **CAPITALE.**

LA CROIX-BLANCHE

LA Croix-Blanche, place de la Forge, est l'hostellerie célèbre de Saint-Leu. La **pittoresque cuisine** en sert encore d'entrée, avec son buffet ancien garni de vieille vaisselle, ses cuivres, sa grande cheminée, son plafond bas composé de poutres apparentes.

Dans le jardin, est une table de pierre avec deux bancs provenant du château, et dite la **TABLE DU PRINCE DE CONDÉ.**

La Croix-Blanche fondée en 1640 par la mère Bontemps a toujours été tenue par la même famille. Mme Chassain, que tous les chasseurs connaissaient et dont ils apprécièrent les omelettes, y servit souvent le **Prince de Cambacérès**, qui devait baisser la tête pour entrer dans la cuisine. **Alexandre Dumas père** appréciait fort la Croix-Blanche, où le **duc de Rohan** mettait ses équipages quand il venait chasser chez le **prince de Condé.**

C'EST l'hôtel de la Croix-Blanche qui confectionna le dîner servi au Prince-Président lors de l'inauguration de l'Eglise de Saint-Leu et qui eut lieu au presbytère actuellement dans l'établissement de la **SOURCE MÉRY.**

TAVERNY

TAVERNY doit son nom à des tavernes dans lesquelles buvaient **LES ROMAINS** qui eurent le gouvernement des Gaules. **LE CAMP DE CÉSAR** dominait ces tavernes.

D'après une charte de **PÉPIN LE BREF,** datée de 754, **TABERNIACUM** ou Taverny a été légué aux moines de Saint-Denis par un seigneur Gontauld.

Un nommé **JEAN** en eut en quelque sorte l'usufruit à la recommandation d'**ÉBROIN, MAIRE DU PALAIS**; puis des seigneurs Frodoïn et Gironte y sont désignés au même titre dans cette charte.

SEIGNEURS ET FIEFS

Au XIIe siècle, Odon de Deuil, puis Eudes de Taverny avaient Taverny comme abbé de Saint-Denis. En 1193, Mathieu II de Montmorency y avait un maire, uu manoir et un parc ; les religieux de Saint-Martin-des-Champs y possédaient des vignes et des châtaigneraies.

Au commencement du XIIIe siècle, Guibert de Taverny et son fils Ingebran se faisaient religieux.

PHILIPPE-LE-BEL (1285-1314) et **PHILIPPE LE LONG** (1316-1322) y signèrent des chartes. **PHILIPPE VI DE VALOIS** (1328-1350) et son fils Jean, malade à Taverny, alors que Adam de Taverny était son premier maître d'hôtel. Peut-être ce fils, qui devint **JEAN II LE BON**, y eut-il un château. Taverny revint aux **CONDÉ** après la mort du dernier **MONTMORENCY**.

L'ÉGLISE

L'église de Taverny a été construite à la fin du XIe siècle ou au commencement du XIIe siècle. La tradition veut que **LA MÈRE DE SAINT LOUIS, BLANCHE DE CASTILLE,** en ait posé la première pierre.

L'abbé Lebœuf la trouve **LA PLUS BELLE DE L'ANCIEN DIOCÈSE DE PARIS** ; il vante les délicatesses du gothique, celles des galeries qui règnent tout autour et dans la croisée et au sanctuaire qui est en forme d'abside ou de rond-point,

L'ÉGLISE DE TAVERNY EST EN EFFET UN DES PLUS BEAUX ET DES PLUS COMPLETS ÉCHANTILLONS, AUX ENVIRONS DE PARIS, DE L'ARCHITECTURE GOTHIQUE. Son portail et le portail latéral dit du **ROI JEAN** sont très beaux.

A l'intérieur, la hardiesse de sa nef élancée, les chapiteaux des colonnes tous différents, la rosace du portail sont **REMARQUABLES.**

Le maître-autel renaissance en pierre est très beau. **LE BANC D'ŒUVRE** en bois sculpté, et surtout les **SUPERBES PANNEAUX** représentant la vie et le martyre de saint Barthélemy, qui ornent la tribune des orgues sont **ADMIRABLES.**

Très belle **PIERRE TOMBALE,** finement sculptée, de Mathieu de Montmorency avec ses armes en couleur; **VIERGE EN BOIS** du XIIIe siècle et **ÉTOFFE** ancienne très précieuse Louis XIII.

De la plate-forme de l'église, la vue est très belle sur Taverny et Montigny : à l'horizon, sur le château et la terrasse de Saint-Germain.

MONTUBOIS

Situé entre Bessancourt et Béthemont, Montubois est sur le territoire de Taverny.

Il y eut une **CHAPELLE** de saint Christophe au XVIe siècle. La **FERME** de Montubois fut donnée en 1620 aux jésuites du lycée Louis-le-Grand par Michel Sonnius, libraire à Paris; actuellement l'auberge du père la Chicaille, rendez-vous de chasse, y est installée.

Une ferme, une tour en ruines et quelques maisons appelées les maisons du pauvre monde.

L'ECCE HOMO

Cette petite **CHAPELLE**, sans grand intérêt, a été élevée au XVIIIe siècle par Marie de Limagne, dame de Pollalion, qui, après avoir été très remarquée à la cour de Versailles, se retraita à Taverny sous des habits de paysanne.

LE CAMP DE CÉSAR

Ce qu'on nomme maintenant le **CAMP DE CÉSAR** n'est autre que l'ancien fief morcelé du Haut-Tertre, vendu vers 1850 par le propriétaire M. Godard, pour 300,000 francs, à la Compagnie Générale d'assurances.

La Compagnie, déjà propriétaire d'une partie de la forêt au-dessus de Saint-Leu, y traça quelques avenues, que l'on retrouve encore partant de l'étang, et voulut y créer un village, cure d'air qui se serait appelé le **CAMP DE CÉSAR**. L'Administration des eaux et forêts s'opposa au déboisement, et, après avoir épuisé toutes les juridictions, la Compagnie dut renoncer à son projet.

Les avenues du **CAMP DE CESAR** et le **GRAND ÉTANG**, au-dessus de Saint-Leu, sont très fréquentés et charmants en été; l'air y est le plus pur que l'on puisse trouver à 200 lieues de Paris. La route qui traverse la forêt de Saint-Leu à Chauvry est extrêmement pittoresque et permet de voir la forêt de Montmorency sous tous ses aspects.

SAINT-PRIX

SAINT-PRIX s'est appelé **THOR** ou **TOUR,** et l'on trouve encore dans des actes du XVIIIe siècle le village désigné sous le nom de Tour dit Saint-Prix. Le mot germanique **THOR** signifie Porte. Sous la Révolution, Saint-Prix fut nommé **BELLEVUE-LA-FORÊT.** Le nom de Saint-Prix lui revient des reliques du saint, en l'église du village où de tous **LES POINTS D'EUROPE, ON VENAIT EN PÉLERINAGE LE 12 JUILLET ET DIMANCHE SUIVANT.** De nombreux miracles s'accomplirent à Saint-Prix, mais le patron du village est saint Fiacre.

Saint-Prix, qui fut aux **MONTMORENCY** avec toute la vallée, était au **ROI CHARLES LE CHAUVE** vers 840; il fut plus tard saccagé par **LOUIS LE GROS.** Vers le XIIe siècle, Hervé, puis Jean de Gisors étaient seigneurs de Saint-Prix. En 1358, le village est saccagé par la Jacquerie. C'est **SIMON MORHIER** qui, sous **CHARLES VII,** fortifia Saint-Prix et le défendit contre les Anglais; le village était alors entouré de cinq grosses tours reliées entre elles par des fossés et une muraille crénelée. **ANNE DE MONTMORENCY REÇUT FRANÇOIS Ier A SAINT-PRIX.**

Les fiefs étaient : de **RUBELLE,** de **LEUMONT,** dont la partie la plus importante était sur Saint-Leu; de **MAUBUISSON,** qui a disparu.

L'ÉGLISE

Deux prieurs étaient à Saint-Prix : le prieur de Saint-Victor, **MOINE BLANC,** bénédictin, et le prieur de Saint-Martin, **MOINE NOIR.**

L'Eglise fut donnée en 1090, par un Montmorency, à Saint-Martin de Pontoise Le curé eut plus tard comme dîme cent gerbes de blé et deux dindons.

La construction actuelle date du XIe siècle, mais a été maintes fois restaurée. Il en reste le **CHŒUR** fort beau.

Dans la chapelle de Saint-Prix, des **BOISERIES** sculptées, **CALVAIRE** renaissance, fixés au mur.

La **PORTE** intérieure de la sacristie est de belle architecture Louis XIII. Au-dessus de cette porte, petite **STATUETTE** en bois, de saint Fiacre, qui est un vrai bijou.

L'Eglise de Saint-Prix était avant 1793 beaucoup plus vaste que de nos jours; c'était du reste un des pélerinages favoris des Parisiens qui s'y rendaient par milliers, et la grande mode sous Louis XV était de s'y faire porter en chaise par les forts de la Halle ; il est vrai que l'eau de la vieille fontaine, au-dessus de laquelle on distingue encore un évêque de pierre, qui a la prétention d'être saint Prix, passait pour guérir tous les maux; aussi tous les Parisiens s'en approvisionnaient-ils afin de parer aux maladies futures.

MONUMENTS

Sur la place, **COLONNE MONOLITHE** surmontée d'une croix donnée jadis par le prieur de Saint-Martin à son fief de Maubuisson.

La **FONTAINE SAINT-PRIX**, dans la Grande-Rue contre la mairie, avait été édifiée en 1300. Un lavoir existait devant la fontaine qui disparut en 1871, époque où l'architecte Ponsin restaura la fontaine Saint-Prix et en fit ce qu'elle est actuellement.

La vue est merveilleuse de l'ancienne place de la Fête que l'on gagne par la Ruelle Babette en longeant **LA SOLITUDE**. C'est une allée de tilleuls à l'entrée de laquelle se trouve la **CROIX JACQUES**, croix en pierre entre **DEUX ORMES** plantés le jour de la naissance du **ROI DE ROME**.

Tout près sont la **TOUR DU GUET**, un pont rustique et une maison de garde de la propriété Double.

BOILEAU venait à Saint-Prix chez Mlle de Bertonville dont la maison était place de la Croix.

Là aussi habita **SEDAINE**, le maçon-poète (1719-1797) ; **DELILLE** venait souvent à Saint-Prix ; **PAUL-LOUIS COURIER** et **GUY PATIN** l'habitèrent ainsi que le poète **GUINGUENÉ** et le général **O'CONNOR**, qui a soulevé l'Irlande.

LA TERRASSE est la plus ancienne propriété de Saint-Prix qu'habita Victor Hugo.

LA TERRASSE était à Michel Hinselin, marchand-drapier en 1586; elle fut agrandie au début du XVIIe siècle par un autre marchand drapier nommé Lempereur. Elle fut aux Petit des Landes, puis aux Le Clerc de Lesseville, seigneurs de Saint-Prix.

De 1823 à 1830, **l'ABBÉ DE LAMENNAIS** venait à **LA TERRASSE** chez M. Cottu, dont un fils, le **BARON COTTU**, fut préfet de Seine-et-Oise.

VICTOR HUGO habita **LA TERRASSE** jusqu'en 1835, époque où elle fut vendue à Mme Perroncel, femme d'un consul.

Le poète habita alors une maison place de la Croix.

En 1841, Mme Villet possédait **LA TERRASSE** que son héritier,

M. Vallé, léguait à l'Infirmerie Marie-Thérèse, représentée par l'archevêque de Paris.

La propriété devient une maison de retraite pour les prêtres âgés et infirmes, où Mgr Guibert venait passer ses vacances. Il y découvrit une source qui alimente encore un bassin.

SAINTE-RADEGONDE ou **BOIS SAINT-PÈRE** fut une maison de religieuses connue au XIIe siècle. Des chanoines de Saint-Victor y vécurent plus tard. Jadis, **LE LUNDI DE PAQUES, UN PÈLERINAGE AVAIT LIEU A LA SOURCE DE SAINTE-RADEGONDE** et à la chapelle qui a disparu. On y guérissait de la **GALE** et de la **STÉRILITÉ**.

Le **TROU DE TONNERRE**, entonnoir naturel où se déversent les eaux de ce coin de forêt, est à 500 mètres du **BOUQUET DE LA VALLÉE**, véritable centre de toutes les excursions en forêt.

La rivalité entre Saint-Prix et Montlignon est légendaire. Un hameau, **MÉTIGER**, entre ces deux pays, a disparu. Le nom de **MÉTIGER** est celui d'une fontaine qui coule à l'endroit où était le hameau.

La **PROPRIÉTÉ DOUBLE** s'étend très loin en forêt de Montmorency. Elle fut habitée, par le poète **EDMOND ROSTAND**, l'été de 1901. **LA TOUR** moyen âge, à la Croix-Jacques, a été elevée dans son parc par M. Double, le célèbre collectionneur, à l'emplacement de la **TOUR DU GUET** des anciennes fortifications de Saint-Prix. La **TOUR DU PLUMET** en ruines, dans le bout du parc, en pleine forêt, est réquisitionnée comme poste télégraphique par le génie qui a déjà planté en forêt des poteaux avec porcelaines sans fils.

LE BOUQUET DE LA VALLÉE
LE CHATEAU DE LA CHASSE
SAINTE-RADEGONDE

Le **BOUQUET DE LA VALLÉE** se trouve en pleine forêt, à l'entrée du chemin de bois qui conduit au château de la Chasse et à Sainte-Radegonde.

C'est l'excursion obligatoire de tous les baigneurs d'Enghien et de tous ceux qui villégiaturent dans la vallée de Montmorency ou y viennent excursionner.

La grande route de Montlignon à Montmorency..., qui passe au carrefour du pont d'Enghien, devant le **BOUQUET DE LA VALLÉE**, est celle que suivent les cycles et les automobiles pour se rendre de Paris à l'Isle-Adam, à Compiègne et à Chantilly.

Le chemin qui mène du Bouquet de la Vallée au **CHATEAU DE LA CHASSE** est joli et ombragé (800 mètres). Le château est au centre de la forêt, entre deux étangs qui baignaient jadis les murs et passaient sous un pont-levis. C'est maintenant un logis de garde. Il est encore flanqué de ses quatre tours qui ont été tronquées et couvertes d'ardoises.

Le château de la Chasse existait déjà au XIIe siècle, et le Prieuré qui y fut installé fut doté en 1214 par **MATHIEU DE MONTMORENCY. JEAN II LE BON** et **LOUIS XI** y furent reçus par lui. En 1460, Jean II, baron de Montmorency, en fit un château fort qui eut à soutenir l'assaut des Anglais.

En face le château sont d'anciens communs surmontés de l'ancien clocher de **LA CHAPELLE SAINTE-RADEGONDE.**

La route de **SAINTE-RADEGONDE** est derrière le château. Dans cette route, à quelques cents mètres, on trouve à droite une maison de garde ; c'est la maison qui servit de refuge pendant la Révolution à Bosc, Roland, La Réveillère, Lepaux, etc. Bosc est enterré dans un pittoresque petit cimetière, au bout du champ qui est en face la maison et au pied d'arbres verts dont la cîme émerge, à gauche, des autres arbres.

CONCLUSION

L'HABITUDE des voyages au loin, à la mer, des randonnées dans les pays de montagnes, des excursions, l'alpinisme ont prévalu dans l'esprit de nos mondains et il est aujourd'hui aussi bien porté d'avoir escaladé le **MONT-BLANC** que de s'être trouvé à **TROUVILLE** pendant la semaine des courses.

La mode a fait là son œuvre contre laquelle nous ne nous élèverions certainement pas s'il ne s'agissait du bien le plus précieux de tous, **DE LA SANTÉ,** de la vôtre comme de celle de tous ceux qui vous sont chers.

On ne se doute pas assez lorsque, à l'époque des vacances, on fait choix d'une **VILLÉGIATURE**, qu'il y a autre chose que la Mer, la Suisse ou les Pyrénées.

Aux portes mêmes de Paris on trouve de ces **STATIONS MERVEILLEUSES**, cures d'air qu'on va si souvent chercher bien loin.

C'est **SAINT-LEU-TAVERNY** qui offre aux Parisiens, avec des magnifiques promenades en forêt dans un site enchanteur, un air remarquablement pur et une eau exceptionnellement claire, limpide et délicieuse, **LA VIE DÉBORDANTE** enfin dont ils ont besoin pour aguerrir leurs muscles ou reconstituer leur santé débilitée par les nécessités urbaines et les obligations mondaines qu'elle impose.

Que dire aussi de ces longues avenues bordées d'arbres séculaires où l'odeur des fleurs se mêle aux effluves balsamiques des pins, et dans lesquelles le feuillage des grands chênes et des hauts châtaigniers forme un dôme gracieux et chatoyant au-dessus des promeneurs.

C'est évidemment là, dans le grand calme de la nature, au milieu de cet entourage gracieux que l'esprit se repose le plus, que l'on oublie le plus volontiers le tumulte de la ville, les soucis quotidiens et les mesquineries de l'existence.

Ne serait-ce qu'à cause de cette sorte d'hygiène de l'âme, bien des gens fatigués par leurs occupations urbaines, surmenés par notre vie à la vapeur, tous les nerveux comme les énervés y trouveront le réconfort et même la guérison.

Car **SAINT-LEU** a, dans sa nature, comme dans son histoire une originalité bien tranchée et, pour nous résumer, peut prendre la devise des **ROHAN** qui habitèrent longtemps Taverny :

MONTAGNE NE PUIS
VILLE D'EAU NE DAIGNE
SAINT-LEU SUIS.

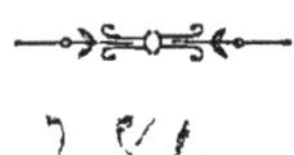

TABLE DES MATIÈRES

	Pages
Saint-Leu Cure d'Air	1
Notice Médicale	4
Historique du Nom	5
Anciens Seigneurs & Fiefs	5
L'Ancien Village	6
La Chaumette	8
Anciennes Eglises	10
L'Eglise	11
Tombeaux de la Famille Impér.	12
Le Château	14
La Reine Hortense	16
Le Prince de Condé	18
Monument des Princes de Condé	20
Ruines & Vestiges	21
Villas	21
Eaux de Source de Saint-Leu	22
Analyse des Eaux de table	24
La Croix-Blanche	25
Taverny	25
Seigneurs et Fiefs	26
L'Eglise	26
Montubois	27
L'Ecce Homo	27
Le Camp de César	27
Saint-Prix	28
L'Eglise	28
Monuments	29
Le Bouquet de la Vallée, le Château de la Chasse, Sainte-Radegonde	30
Conclusion	31

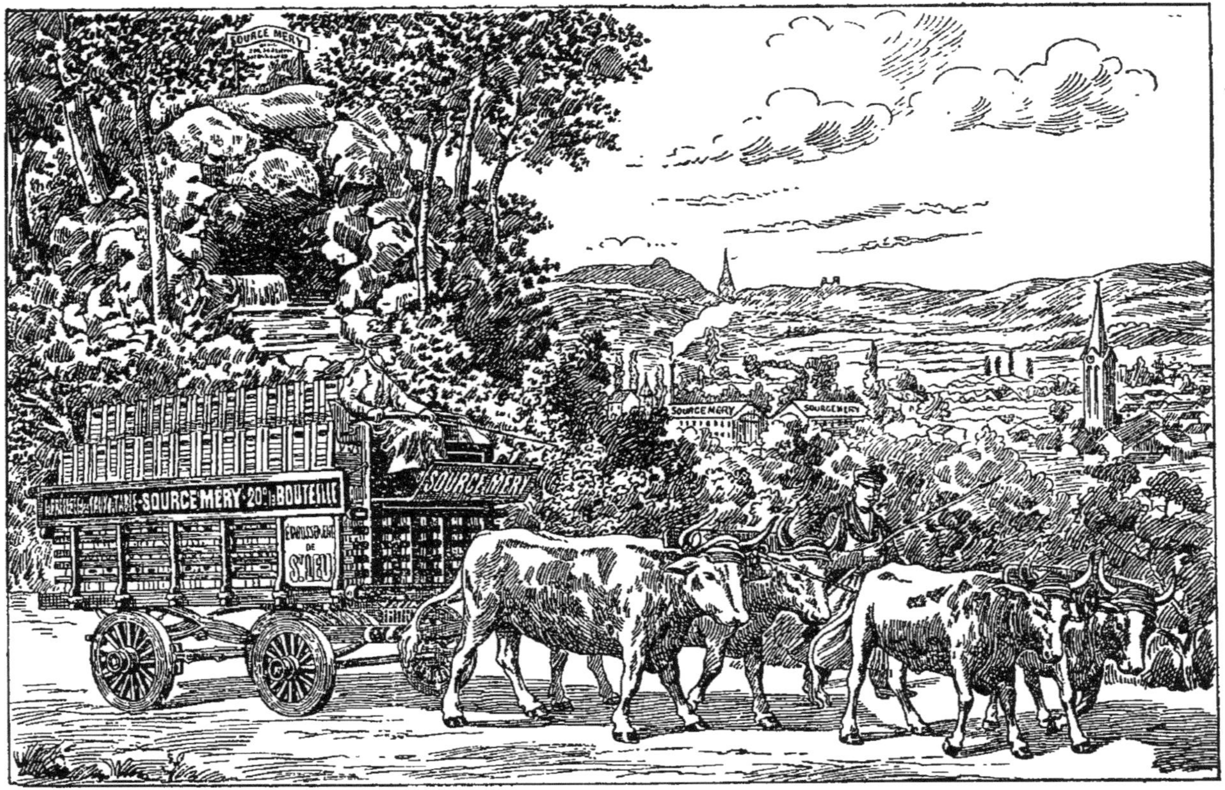

Saint-Leu-Taverny (S.-&-O.) — Imprimerie E. LEMIRE

www.ingramcontent.com/pod-product-compliance
Ingram Content Group UK Ltd.
Pitfield, Milton Keynes, MK11 3LW, UK
UKHW012121240726
13965UKWH00005B/1897

9 782012 953413